AF362767

E. DESNOS
ancien interne
es hôpitaux

—*—

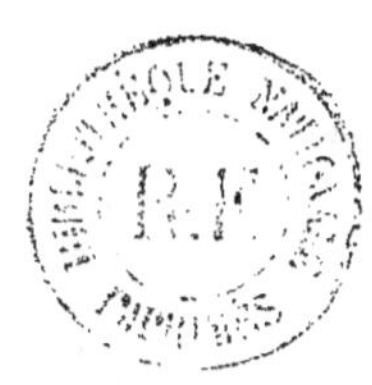

BCÈS LATENTS DE LA PROSTATE

Communication faite à la quatrième session de l'Association française
d'Urologie, Paris 1899.

CLERMONT (OISE)
IMPRIMERIE DAIX FRÈRES
3, PLACE SAINT-ANDRÉ, 3

1900

ABCÈS LATENTS DE LA PROSTATE

PAR

Le Dr E. DESNOS

Ancien Interne des Hôpitaux

Les abcès de la prostate affectent, dans la majorité des cas, une allure bruyante. Mais il y a des exceptions, et l'objet de cette communication est de décrire deux variétés d'abcès qui se développent dans des conditions différentes : les uns surviennent chez des malades âgés, atteints d'hypertrophie prostatique ; les autres, latents ou difficiles à diagnostiquer, moins connus, s'observent au cours de la blennorragie.

Les collections purulentes développées silencieusement au cours de l'hypertrophie prostatique, sont décrites depuis longtemps. C'est un hasard de l'examen qui le plus souvent amène à cette constatation ; un malade, atteint des symptômes de l'hypertrophie prostatique, vient consulter ; il paraît ne présenter que les symptômes classiques de l'hypertrophie prostatique, auxquels se joignent, dans ces cas, des signes d'infection ; le toucher rectal conduit sur une prostate très volumineuse, le doigt reconnaît, sur une étendue variable, une consistance, une dépressibilité particulière aux collections liquides de cette glande. L'interrogatoire, repris alors d'une manière plus minutieuse, révèle quelquefois l'existence de douleurs plus ou moins vives, d'élancements dans la région du périnée ou d'une dysurie qui a été croissante, mais ailleurs les réponses sont absolument négatives et cela d'autant plus que les malades de ce genre sont en général infectés depuis longtemps et que les phénomènes généraux ne peuvent être rapportés spécialement à la suppuration de la prostate ; ils masquent ceux qui sont propres à l'abcès.

La lenteur de l'évolution de ces collections est vraiment des plus remarquables. C'est toujours par mois qu'il faut compter et encore ne peut-on apprécier la période, sans doute longue, qu'ont traversée ces abcès pour acquérir un volume appréciable au toucher. Dans 3 cas, j'ai observé des durées de 6 mois, 10 mois et 18 mois pendant lesquelles des examens répétés, à des intervalles plus ou moins éloignés, m'ont permis de retrouver les mêmes sensations, parfois une augmentation très lente, mais progressive de la collection ; ailleurs celle-ci a disparu au bout d'un temps plus court, mais a toujours évolué sans donner lieu à aucun phénomène aigu.

Si l'on n'est pas prévenu, on peut prendre pour une simple hypertrophie une collection liquide. Les difficultés de la miction sont généralement très marquées, et quelquefois telles, que chez 3 malades porteurs d'abcès sourdement développés, il s'est produit une rétention brusque d'urine. J'ai assisté chez l'un d'entre eux à l'évacuation de la collection pendant qu'une sonde était placée à demeure ; chez l'autre j'ai pratiqué une ponction de l'abcès par le rectum et la rétention a cessé le jour même.

La réalité de la collection purulente est démontrée par l'évolution, car une évacuation spontanée se produit presque toujours. Je n'ai trouvé aucun exemple d'ouverture par le périnée, et une seule par le rectum ; la plupart des abcès se font jour dans la prostate ou la vessie ; ouverture insidieuse, qui arrive sans que le malade et souvent le médecin s'en aperçoivent. On remarque seulement une

forte proportion de pus dans les urines survenue brus-
quement, plus grande avec l'émission des dernières gouttes. Enfin il est un signe capital, tiré du toucher rectal : le
doigt appuyant sur la face postérieure de la prostate,
provoque l'issue d'un liquide purulent, épais, verdâtre,
si c'est à une époque rapprochée du début, plus liquide, et
mélangé d'urine un peu plus tard ; on éprouve la sensation
d'une dépression sans aucune rénitence, très différente de
la mollesse particulière aux collections liquides enkystées
de la prostate. L'urine en effet ne tarde pas à pénétrer dans
cette cavité, qui se ferme très rarement d'elle-même et
devient alors souvent une nouvelle source d'infection.

S'il est facile d'établir la pathogénie de ces abcès, leur
marche silencieuse s'explique moins bien. L'infection de
la muqueuse urétrale est la porte d'entrée de l'élément
infectieux, et les acini prostatiques, successivement infectés et oblitérés se distendent, s'ouvrent et communiquent
entre eux. Mais dans un organe où le réseau lymphatique
est d'une telle richesse, il est difficile de comprendre l'ab-
sence du retentissement sur l'organisme. Toutefois on sait
que ces réseaux occupent surtout la périphérie de la glande,
et pour tout abcès de la région prostatique, quelle qu'en
soit la cause et la nature, chacun a pu remarquer la diffé-
rence qui existe entre les abcès profonds et les collections
périprostatiques. Ces dernières retentissent toujours vive-
ment, s'accompagnant d'une fièvre intense, de frissons
violents et conduisent rapidement à un état général
grave, tandis que les collections intraprostatiques se tra-
duisent surtout par des symptômes locaux, douleur, dysurie surtout de cause mécanique. Tels sont les abcès
latents ; ils se développent au sein du tissu prostatique
qu'ils refoulent peu à peu, s'entourent d'une membrane
limitante épaisse, s'enkystent réellement. Ils sont tolérés
par l'organisme et ne produisent que quelques phénomènes locaux, se comportant en somme comme de véritables abcès froids.

Si les kystes de la prostate n'étaient pas d'une rareté aussi grande, on pourrait penser à l'existence préalable d'une production de ce genre, longtemps aseptique, puis infectée de proche en proche, par les tissus qui l'entourent. J'ai présenté en 1890, à la Société anatomique, une pièce sur laquelle ce processus pouvait être suivi, car le liquide était légèrement purulent et la membrane enveloppante, examinée par M. Brault, avait les caractères d'une membrane kystique. Mais en admettant que cette cause soit réelle, on ne saurait en faire la cause habituelle de ces collections latentes de la prostate.

Telles sont les particularités de ces collections chez les prostatiques. Il me reste à parler d'une catégorie toute différente, c'est-à-dire des petits amas de pus qui se forment dans le tissu prostatique au cours d'une inflammation aiguë et en particulier dans la blennorrhagie. La dénomination qui leur conviendrait serait plutôt ignorés que latents, car si le diagnostic en est rarement fait, ce n'est pas que les symptômes qu'ils déterminent soient effacés ou nuls comme dans les cas d'abcès froids des prostatiques. Je résume une de mes observations qui servira de type à ma description.

M. M... est atteint pour la première fois d'une blennorragie depuis 3 semaines ; celle-ci a suivi son cours normal, présentant une violence assez grande : écoulement abondant, douleurs d'une intensité moyenne, peu de sensibilité à la pression sur l'urètre, pas de fréquence exagérée des mictions. Le traitement a consisté en grands lavages au permanganate de potasse. Les besoins commencèrent à se rapprocher pendant les derniers jours, en même temps qu'apparaissait une tension légère de la région périnéale. A ce moment le doigt introduit dans le rectum, tomba sur une prostate un peu augmentée de volume, très sensible à la pression, mais sans aucun point ramolli ni dépressible :

il n'y a pas de signes de péri-prostatite et les vésicules restent normales.

Ces signes physiques restèrent les mêmes pendant les 5 jours suivants ; mais pendant ce temps, la dysurie se prononça de plus en plus, au point que l'expulsion de l'urine exigea de véritables efforts, les besoins restant cependant peu impérieux, mais plus fréquents. Enfin, au milieu d'une miction, la difficulté cessa tout à coup, pendant qu'une sensation vive de cuisson apparaissait le long et surtout autour de la verge. Les urines paraissent avoir été teintées de rouge à ce moment ; en tout cas l'écoulement qui se produisit pendant les heures suivantes fut franchement rougeâtre, beaucoup plus abondant, plus épais et procéda par intermittences.

Ces signes existaient encore le lendemain, lorsque je vis le malade pour la première fois ; le toucher rectal montre une très légère diminution dans le volume de la prostate qui paraît un peu dépressible à son centre. Mais en ce point la pression un peu prolongée amène l'expulsion par l'urèthre d'une assez grande quantité de pus crémeux, épais, sensiblement différent de l'écoulement uréthral habituel. Ces expulsions de pus épais se renouvelèrent plusieurs fois par jour spontanément et le toucher rectal pendant ce même temps provoqua les mêmes expulsions.

Les douleurs périnéales disparurent, mais l'écoulement diminua très lentement et ce n'est qu'au bout de 5 semaines, qu'il fut réduit à un suintement ; les grands lavages au permanganate durent être suspendus, car ils provoquaient de très vives douleurs périnéales ; enfin les mictions ne se terminaient pas franchement, mais quelques gouttes d'urine louche continuaient à suinter quelques minutes après.

Trois autres malades m'ont présenté des phénomènes analogues dans les mêmes conditions ; avec des phénomènes peut-être un peu moins marqués, mais chez lesquels on retrouvait la même tension périnéale, la tuméfaction de la prostate sans foyer de ramollissement appréciable au toucher rectal, puis l'expulsion brusque d'une petite quantitéde pus coïncidant avec un soulagément. Je ne crois pas qu'il y ait de doute sur le diagnostic, et qu'il s'agit bien là de petits abcès développés sous la muqueuse urétrale ou à une petite distance de celle-ci, loin par conséquent du rectum et ne permettant pas de les apprécier par le toucher ; la cessation brusque des douleurs, l'écoulement d'un pus crémeux provoqué par le toucher en sont des signes très nets et ne peuvent être mis sur le compte de l'accumulation de pus dans l'urèthre postérieur.

J'en ai d'ailleurs une preuve plus nette encore fournie par l'urétroscopie. Deux de ces malades examinés, quelques semaines après l'évacuation de l'abcès, présentaient une déformation très particulière de la région prostatique de l'urèthre : le verumontanum était méconnaissable dans un cas, simplement déjeté à droite dans l'autre ; mais chez les deux sujets on voyait des tractus blanchâtres sur la partie inférieure du champ et une petite dépression irrégulière dans lesquelles une fine bougie de balcine pénétrait et amenait l'expulsion d'une petite quantité de sérosité purulente.

Cet aspect n'était pas nouveau et je l'avais déjà observé dans un certain nombre d'examens de l'urètre prostatique ; je l'avais attribué à une inflammation violente ou invétérée de la muqueuse. Aussi suis-je conduit à croire que ces petits abcès sous-muqueux sont plus fréquents qu'on ne le croit ; ils passent inaperçus, car les signes par lesquels ils se manifestent sont vagues et perdus dans un ensemble de symptômes plus bruyants ; aussi lorsqu'un malade présente à un degré atténué des signes de prostatite comme ceux que j'ai indiqués, est-il nécessaire de suivre de près l'évacuation purulente et de pratiquer de fréquents examens rectaux de la prostate.

Ce n'est pas comme simple curiosité pathologique que je les indique ; mais il y a un certain intérêt pratique à les connaître, car ils donnent l'explication de la ténacité et de la durée de certaines urétrites postérieures : l'écoulement qui se produit dans ces cas est entretenu par ce petit clapier profond dans lequel le pus et l'urine séjournent et que des cautérisations pratiquées au moyen de l'urétroscope arrivent assez facilement à détruire.

Clermont (Oise). — Imprimerie Daix frères.